Libro de cocina de la dieta basada en plantas

Recetas a base de plantas que hacen la boca agua para cocinar comidas rápidas y fáciles

Ossie Thompson

ÍNDICE DE CONTENIDOS

INTRODUCCIÓN 5

RECETAS PARA EL DESAYUNO 7

1.Pudín de desayuno de arroz integral con dátiles 7

2.Avena de la noche a la mañana con chía 9

3.Batido de arándanos 11

4.Pudín de semillas de chía con frutas 13

5.Crema de fresa a base de plantas...15

6.Arroz con leche..17

7.Quinoa con bayas..19

8.Tortitas de calabacín...21

9.Max Power Smoothie 23

10.Batido de Chai y Chía... 25

ALMUERZO..27

11.Buñuelos de maíz dulce y calabacín 27

12.Tacos de lentejas 29

13.Ensalada de lentejas y quinoa 31

14.Sloppy Joes.. 32

15.Hamburguesas de lentejas 34

16.Ensalada de patatas 36

17.Arroz integral con jengibre.. 37

18.Ensalada de garbanzos 38

19.Arroz amarillo 39

20.Tacos de col rizada 40

CENA 43

21.Margherita a la parrilla 43

22.Frittata 45

23.Curry de tofu y anacardos 47

24.Pizza de almendras y brócoli 49

25.Ziti al horno vegetariano 51

26.Guiso marroquí vegano 54

27.Quiche de brócoli y queso 56

28.Migas 58

29.Tacos de frijoles vegetarianos 61

30.Hamburguesas de judías negras 63

SNACKS 66

31.Pan de plátano 66

32.Patatas fritas con sal y vinagre 68

33.Dip de judías negras 69

34.Pan de molde fácil 70

35.Patatas fritas al horno 72

36.Setas con hierbas y vino blanco 74

37.Calabacines rellenos de champiñones y garbanzos 76

38.Mezcla de verduras 78

39.Alubias blancas con berza.. 79

40.Tostada de judías blancas y aguacate..81

RECETAS DE POSTRES 84

41.Tarta de queso con mango sin hornear... 84

42.Budín de calabaza 86

43.Arroz negro con leche 87

44.Pudín de quinoa 89

45.Crema de fresa y compota de manzana 90

46.Helado de mango vegano con nueces de Brasil............................91

47.Mermelada de moras.. 93

48.Barras de moras... 94

49.Tarta de plátano 96

50.Plátano endulzado... 97

CONCLUSIÓN 99

INTRODUCCIÓN

A La dieta basada en plantas, también llamada vegetariana, es una dieta que se basa principalmente en alimentos derivados de las plantas. Las plantas contienen los carbohidratos, las proteínas, las grasas, las vitaminas y los minerales que son esenciales para la nutrición humana, pero el consumo de carne de animales no lo es. La dieta basada en plantas es una forma de alimentación que se centra en comer principalmente plantas y alimentos de origen vegetal. Las plantas tienen una amplia gama de vitaminas, minerales y fitoquímicos. Incluso el carnívoro más acérrimo tiene que admitir que las plantas tienen mucho que ofrecer.

Comemos alimentos por diferentes razones, una de las cuales es obtener los nutrientes esenciales necesarios para una buena salud. Los nutrientes esenciales se extraen de los alimentos que han sido modificados, procesados o refinados. Esto es válido también para los alimentos que usted considera nutritivos. Por ejemplo, puedes creer que comer espinacas o brócoli es bueno para tu cuerpo. Sin embargo, si no las comes crudas o no las preparas adecuadamente, es probable que pierdas algunos de sus nutrientes, especialmente los que son solubles en agua. Las vitaminas hidrosolubles, como la vitamina B y C, están presentes en todas las verduras y se pierden cuando se cocinan en agua, ya sea hervida o al vapor. La mejor manera de obtener todos los nutrientes de estas verduras es comerlas crudas. Si las prefiere fritas, utilice métodos como el salteado, la fritura o el escaldado, que son métodos de "cocción rápida" que evitan la pérdida de muchos nutrientes.

Una dieta de alimentos integrales requiere una variedad de cereales integrales además de frutas y verduras. Sin embargo, a la hora de seleccionar los cereales, se recomienda tener cuidado. Los cereales integrales no son realmente tan "integrales" como parecen. Si elige los cereales adecuados, disfrutará de los beneficios de los hidratos de carbono complejos, así como de las vitaminas y nutrientes esenciales, al tiempo que añade sabor, textura y nutrición a su dieta.

RECETAS PARA EL DESAYUNO

1. Pudín de desayuno de arroz integral con dátiles

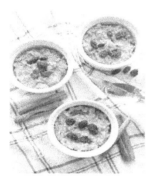

Tiempo de preparación: 10 minutos

Tiempo de cocción: 12 minutos

Ingredientes:

- 1 taza de dátiles, sin hueso, picados
- 3 tazas de arroz integral cocido
- 1 manzana, sin corazón, picada
- 1/4 de cucharadita de sal
- 1 rama de canela
- 1/4 de taza de pasas
- 1/4 de cucharadita de clavo de olor molido
- 1/4 de taza de almendras fileteadas, tostadas
- 2 tazas de leche de almendras, sin endulzar

Direcciones:

1. Tome una cacerola mediana, póngala a fuego medio-bajo, añada el arroz, incorpore los dátiles, la canela y los clavos, vierta la leche, remueva hasta que se mezcle y luego cocine durante 12 minutos hasta que espese.
2. A continuación, retire la rama de canela del pudín y retire la sartén del fuego. Añadir la manzana y las pasas al pudín, sazonar con sal y remover hasta que se mezclen. Adornar el pudín con las almendras y servir.

Nutrición: Calorías: 140 Carbohidratos: 30g Grasa: 1g Proteína: 2g

2.Avena de la noche a la mañana con chía

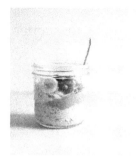

Tiempo de preparación: 8 horas y 5 minutos

Tiempo de cocción: 0 minutos

Porción: 2

Ingredientes:

- 2 plátanos, pelados y cortados en rodajas
- 1/2 taza de bayas mixtas
- 1 1/2 taza de copos de avena
- 2 cucharadas de semillas de chía
- 1/2 cucharadita de canela
- 2 cucharadas de jarabe de arce
- 1 cucharadita de extracto de vainilla, sin azúcar
- 1/2 taza de leche de almendras, sin endulzar
- 1 taza de agua

Direcciones:

1. Tome dos frascos de 16 onzas, agregue todos los ingredientes líquidos en ellos de manera uniforme, excepto el plátano y las bayas, luego cierre los frascos

con tapa y colóquelos en el refrigerador durante la noche.

2. Cuando esté listo para comer, mezcle los copos de avena, cubra con el plátano y las bayas y sirva.

Nutrición: Calorías: 309 Carbohidratos: 39g Grasas: 13g Proteínas: 9g

3.Batido de arándanos

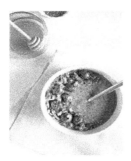

Tiempo de preparación: 5 minutos

Tiempo de cocción: 0 minutos

Raciones: 2

Ingredientes:

- 1 cucharada de linaza molida
- 1 plátano mediano
- 4 cubitos de hielo
- 1 taza de arándanos
- ¾ de taza de leche de almendras sin azúcar
- 1 cucharada de jarabe de arce
- ¼ de taza de nueces picadas

Direcciones

1. Mezclar todos los ingredientes en una batidora de alta velocidad. Decorar con nueces picadas y hojas de menta. Servir y disfrutar.

Nutrición: Calorías: 335 Carbohidratos: 61g Grasa: 5g Proteína: 10g

4.Pudín de semillas de chía con frutas

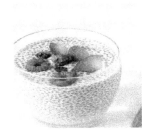

Tiempo de preparación: 5 minutos

Tiempo de cocción: 0 minutos

Raciones: 2

Ingredientes:

- 1 cucharada de linaza molida
- ¼ cucharadita de canela molida
- 1/8 cucharadita de nuez moscada molida
- 1-2 cucharadas de jarabe de arce puro
- 1 cucharada de semillas de chía
- ½ taza de leche de almendras

La cobertura:

- 1 plátano en rodajas
- 1/2 taza de mango fresco, en cubos
- 1 cucharada de coco rallado

Direcciones:

1. En un bol, combine todos los ingredientes y mézclelos bien. Cubra y coloque en el refrigerador durante la noche.

2. Por la mañana, remueve la mezcla y añade un poco de leche de almendras o agua. Para servir, pon una rodaja de plátano en una jarra de servir. Vierte el pudín en ella. Cubre con cubos de mango y coco. Disfruta.

Nutrición: Calorías: 420 Carbohidratos: 35g Grasas: 30g Proteínas: 16g

5.Crema de fresa a base de plantas

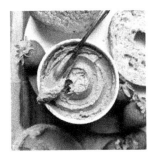

Tiempo de preparación: 5 minutos

Tiempo de cocción: 0 minutos

Raciones: 2

Ingredientes:

- 1 taza de fresas congeladas
- 1/3 de taza de mantequilla de anacardo cruda
- 1/3 de taza de yogur natural no lácteo
- 2 cucharaditas de zumo de limón fresco
- 1/8 cucharadita de sal

Direcciones:

1. Añade todos los ingredientes a un procesador de alimentos y procésalos hasta que queden húmedos y en trozos.
2. Raspe bien los lados y el fondo y vuelva a procesar durante un par de minutos hasta que esté completamente suave y bien mezclado.

3. Vierta la mezcla en un recipiente y enfríe durante un par de horas o toda la noche. Extiéndela sobre el pan integral. Disfrute.

Nutrición: Calorías: 141 Carbohidratos: 14g Grasas: 8g Proteínas: 2g

6.Arroz con leche

Tiempo de preparación: 5 minutos

Tiempo de cocción: 30 minutos

Porciones: 4

Ingredientes:

- 1 lata de leche de coco
- 1/2 cucharadita de cardamomo molido
- 1/2 cucharadita de canela
- 2 cucharadas de jarabe de arce
- 1 1/2 tazas de arroz integral cocido
- 2 cucharaditas de ralladura de naranja

La cobertura:

- Bayas frescas
- ¼ de taza de almendras picadas

Direcciones

1. Calentar la olla antiadherente a fuego medio, añadir la leche y el cardamomo. Cocínelo durante un minuto, luego reduzca el fuego a bajo y déjelo cocer a fuego lento durante 10 minutos.
2. Añadir la canela y el jarabe de arce y remover hasta que se combinen. Añadir el arroz en la misma sartén y cocer a fuego medio-bajo durante 10 minutos hasta que el arroz se mezcle con la leche y esté cremoso.

3. Incorporar la ralladura de naranja. Una vez cocido, retira del fuego y cubre el arroz con leche con bayas frescas y nueces. Disfrute.

Nutrición: Calorías: 232 Carbohidratos: 52g Grasas: 2g Proteínas: 4g

7.Quinoa con bayas

Tiempo de preparación: 5 minutos

Tiempo de cocción: 15 minutos

Porciones: 4

Ingredientes:

- 2 tazas de leche de almendras
- 3/4 de taza de quinoa sin cocer
- 1 cucharada de mantequilla de almendras
- 3 nueces picadas
- 1 cucharada de jarabe de arce
- 1 taza de fresas
- 1 oz. Semillas de girasol

Direcciones:

1. Calienta tu sartén antiadherente a fuego medio y vierte la leche en un cazo. Hierve la leche, añade la quinoa y reduce el fuego a medio.
2. Tapar y cocer a fuego lento durante 15 minutos o hasta que la leche se haya absorbido. Retirar del fuego, añadir un poco de leche, mantequilla de almendras, nueces y jarabe de arce.
3. Remover y poner la quinoa en un bol. Cubre con las fresas y las semillas de girasol. Sirve y disfruta.

Nutrición: Calorías: 300 Carbohidratos: 40g Grasas: 10g Proteínas: 13g

8.Tortitas de calabacín

Tiempo de preparación: 10 minutos

Tiempo de cocción: 10 minutos

Porciones: 6

Ingredientes:

- 2 tazas de calabacín rallado
- 1 taza de leche de almendras
- 1 taza de harina de garbanzos
- 1 cucharadita de sal
- ¼ de cucharadita de pimienta negra recién molida
- ½ cebolla roja picada
- 1 puñado de hojas de cilantro picadas
- 1 pimiento verde picado
- 1/2 pulgada de jengibre rallado
- Aceite de oliva para freír

Direcciones:

1. Poner la harina de garbanzos, la leche de coco y las especias en un bol y mezclar. Añade la cebolla, el calabacín y el cilantro.
2. Calienta la sartén a fuego medio-bajo y añade aceite. Una vez que el aceite esté caliente, añada ¼ de taza de la mezcla y distribúyala en la sartén.
3. Cocinar los buñuelos en 3-4 minutos por lado. Repetir con el resto de la masa. Servir con salsa de ajo y disfrutar.

Nutrición: Calorías: 60 Carbohidratos: 15g Grasas: 6g Proteínas: 2g

9.Max Power Smoothie

Tiempo de preparación: 5 minutos

Tiempo de cocción: 0 minutos

Raciones: 3-4

Ingredientes:

- 1 plátano
- ¼ de taza de copos de avena o 1 cucharada de proteína vegetal en polvo
- 1 cucharada de semillas de lino o de chía
- 1 taza de frambuesas u otras bayas
- 1 taza de mango picado (congelado o fresco)
- ½ taza de leche no láctea (opcional)
- 1 taza de agua
- Potenciadores de bonificación (opcional):
- 2 cucharadas de perejil fresco, o albahaca, picado
- 1 taza de col rizada fresca picada, espinacas, berzas u otras verduras
- 1 zanahoria pelada
- 1 cucharada de jengibre fresco rallado

Direcciones:

1. Haga un puré con todo en una batidora hasta que quede suave, añadiendo más agua (o leche no láctea) si es necesario. No añada ninguno, algunos o todos los potenciadores de bonificación, según desee. Haga un puré hasta que se mezcle.

Nutrición: Calorías: 550 Grasas: 9g Carbohidratos: 116g
Proteínas: 13g

10.Batido de Chai y Chía

Tiempo de preparación: 5 minutos

Tiempo de cocción: 0 minutos

Porciones: 3

Ingredientes:

- 1 plátano
- ½ taza de leche de coco
- 1 taza de agua
- 1 taza de brotes de alfalfa (opcional)
- 1 ó 2 dátiles Medjool blandos, sin hueso
- 1 cucharada de semillas de chía/lino molido o corazones de cáñamo
- ¼ de cucharadita de canela molida
- Una pizca de cardamomo molido
- 1 cucharada de jengibre fresco rallado o ¼ de cucharadita de jengibre molido

Direcciones:

2. Haga un puré con todo en una licuadora hasta que esté suave, añadiendo más agua (o leche de coco) si es necesario.

Nutrición: Calorías: 477 Grasas: 29g Carbohidratos: 57g Proteínas: 8g

ALMUERZO

11.Buñuelos de maíz dulce y calabacín

Tiempo de preparación: 15 minutos

Tiempo de cocción: 6-12 minutos

Porciones: 3

Ingredientes:

- 1 taza de maíz dulce, bien escurrido
- 2 cebolletas picadas
- 1/3 de taza de calabacín de verano, rallado finamente
- 1 cucharadita de pimentón ahumado
- 50 gramos de harina de reposo
- 1 cucharada de aceite de oliva
- 5 huevos ecológicos pequeños
- ¼ de taza de leche de coco
- 4 cucharadas de salsa de chile dulce
- 1 cucharada de zumo de lima
- Sal y pimienta negra, al gusto

Direcciones:

1. Coge un bol grande y combina las cebolletas, la harina, el pimentón, los tres huevos, la leche y los calabacines de verano. Añade sal y pimienta negra y mézclalo todo bien. Déjalo a un lado para utilizarlo más adelante. Hierve agua en una cacerola grande.

2. En un cuenco, mezcle la salsa de chile y el zumo de lima y póngalo a un lado: caliente el aceite en una sartén antiadherente grande y eche la mezcla de buñuelos como el tamaño de las hamburguesas.

3. Cuando se doren por encima, dales la vuelta para que se cocinen por el otro lado. Mientras tanto, escalfar los dos huevos restantes en agua hirviendo durante 2-3 minutos.

4. Retira los huevos con una espumadera y sírvelos sobre el buñuelo. Cubre con el maíz y rocía el aderezo de chile por encima.

Nutrición: Calorías: 326 Carbohidratos: 32 g Grasas: 16 g Proteínas: 12,1 g

12. Tacos de lentejas

Tiempo de preparación: 10 minutos

Tiempo de cocción: 12 minutos

Porciones: 8

Ingredientes:

- 2 tazas de lentejas cocidas
- ½ taza de pimiento verde picado
- ½ taza de cebolla blanca picada
- ½ taza de tomates de uva cortados por la mitad
- 1 cucharadita de ajo picado
- ½ cucharadita de ajo en polvo
- 1 cucharadita de chile rojo en polvo
- ½ cucharadita de pimentón ahumado
- ½ cucharadita de comino molido
- 8 tortillas integrales

Direcciones:

1. Coge una sartén grande, ponla a fuego medio, añade aceite y deja que se caliente. Añade la cebolla, el pimiento y el ajo, remueve hasta que se mezclen y luego cocina durante 5 minutos hasta que las verduras empiecen a ablandarse.
2. Añada las lentejas y los tomates, incorpore todas las especias y continúe la cocción durante 5 minutos hasta que esté caliente.

3. Montar los tacos, calentar las tortillas hasta que se calienten, y luego rellenar cada tortilla con ¼ de taza de la mezcla de lentejas cocidas. Sirve enseguida.

Nutrición: Calorías: 315 Grasas: 7,8 g Proteínas: 13 g Carbohidratos: 49,8 g

13. Ensalada de lentejas y quinoa

Tiempo de preparación: 5 minutos

Tiempo de cocción: 15 minutos

Porciones: 6

Ingredientes:

- 2 manzanas verdes medianas, sin corazón y picadas
- 3 tazas de quinoa cocida
- ½ cebolla roja mediana, pelada y picada
- 3 tazas de lentejas verdes cocidas
- 1 zanahoria grande, rallada
- 1 ½ cucharadita de sal
- 1 cucharadita de pimienta negra molida
- 2 cucharadas de aceite de oliva
- ¼ de taza de vinagre balsámico

Direcciones:

1. Tome un tazón grande, coloque todos los ingredientes en él y luego revuelva hasta que se combinen. Deje que la ensalada se enfríe en el frigorífico durante 1 hora, repártala uniformemente en seis cuencos y sírvala.

Nutrición: Calorías: 199 Grasas: 10,7 g Proteínas: 8 g Carbohidratos: 34,8 g

14.Sloppy Joes

Tiempo de preparación: 5 minutos

Tiempo de cocción: 15 minutos

Porciones: 4

Ingredientes:

- 2 tazas de lentejas cocidas
- 2/3 de taza de cebolla blanca picada
- 1 batata mediana, pelada y picada
- 1 pimiento rojo mediano, sin corazón, cortado en dados
- 1 cucharadita de ajo picado
- ¾ de taza de champiñones picados
- 1 cucharadita de chile rojo en polvo
- 1 cucharadita de pimentón
- 1 cucharadita de comino molido
- 1 cucharada de azúcar moreno
- 1 cucharada de salsa Worcestershire
- 1 cucharada de aceite de oliva
- ½ taza de caldo de verduras
- 15 onzas de salsa de tomate

Direcciones:

1. Coge una sartén grande, ponla a fuego medio-alto, añade el aceite y deja que se caliente. Añade la cebolla, el pimiento, el ajo, los champiñones y el boniato, remueve hasta que se mezclen y luego cocina durante 8 minutos o más hasta que las patatas estén tiernas.

2. Añade las lentejas, añade el azúcar y todas las especias, vierte la salsa de tomate y cocina durante 3 minutos hasta que esté bien caliente.

3. Verter el caldo, llevar la mezcla a fuego lento y retirar la sartén del fuego. Colocar la mezcla de sloppy joe sobre el bollo con una cuchara y servir.

Nutrición: Calorías: 125,3 Grasas: 3,6 g Proteínas: 2,8 g Carbohidratos: 20,1 g

15.Hamburguesas de lentejas

Tiempo de preparación: 10 minutos

Tiempo de cocción: 10 minutos

Porciones: 4

Ingredientes:

- 2 tazas de lentejas verdes cocidas
- 2 cucharadas de cebolla blanca picada
- 4 onzas de champiñones cortados en rodajas
- 1 cucharadita de ajo picado
- 2 cucharaditas de ajo en polvo
- 2/3 cucharadita de sal
- ½ cucharadita de pimienta negra molida
- 1 cucharada de salsa Worcestershire
- 1 cucharada de mostaza amarilla
- 2 cucharadas de aceite de oliva
- 5 panes de hamburguesa

Direcciones:

1. Poner las lentejas cocidas en una batidora, pulsar hasta que se mezclen, y luego verter la mezcla en un bol mediano, reservar hasta que se necesite.
2. Poner 1 cucharada de aceite en una sartén mediana, ponerla a fuego medio y, cuando esté caliente, añadir la cebolla, los champiñones y el ajo.
3. Cocer durante 3 minutos, pasar la mezcla a un procesador de alimentos, añadir la mostaza, la salsa

Worcestershire y 1 bollo, y luego pulsar hasta que esté ligeramente suave. Vierta la mezcla de champiñones a las lentejas, y luego revuelva hasta que se combinen.

4. Añada la sal, la pimienta negra y el ajo en polvo, revuelva hasta que se mezclen y luego forme la mezcla en cuatro hamburguesas.

5. Coloque una sartén a fuego medio, añada el aceite restante y, cuando esté caliente, añada las hamburguesas y cocínelas durante 3 minutos por cada lado hasta que se doren. Coloque la hamburguesa en un bollo y sírvala con sus condimentos favoritos.

Nutrición: Calorías: 184 Grasas: 4 g Proteínas: 11 g Carbohidratos: 28 g

16.Ensalada de patatas

Tiempo de preparación: 5 minutos

Tiempo de cocción: 25 minutos

Porciones: 3

Ingredientes:

- 2 patatas medianas
- 2 tomates medianos, cortados en dados
- 2 apios, cortados en dados
- 1 cebolla verde picada

Direcciones:

1. Pon las patatas en la sartén, cúbrelas con agua y pon la sartén a fuego medio-alto. Cocina las patatas durante 20 minutos y, cuando estén hechas, escúrrelas y déjalas enfriar.
2. Pele las patatas, córtelas en cubos y colóquelas en un bol grande.
3. Añadir los tomates, el apio y la cebolla verde, sazonar con sal y pimienta negra, rociar con aceite y luego mezclar hasta que se cubra. Divida la ensalada en tres cuencos y sírvala.

Nutrición: Calorías: 268,5 Grasas: 15,8 g Proteínas: 5 g Carbohidratos: 21 g

17.Arroz integral con jengibre

Tiempo de preparación: 5 minutos

Tiempo de cocción: 40 minutos

Porciones: 3

Ingredientes:

- 1 taza de arroz integral, enjuagado
- Jengibre rallado de 1 pulgada
- ½ de pimiento serrano, picado
- 1 cebolla verde picada
- 2 tazas de agua

Direcciones:

1. Coge una olla mediana, ponla a fuego medio-alto y vierte el agua.
2. Añade el arroz, la cebolla verde, el pimiento serrano y el jengibre, lleva a ebullición, cambia el fuego a medio y cocina a fuego lento durante 30 minutos. Repartir el arroz en tres cuencos y servir.

Nutrición: Calorías: 125 Grasas: 1 g Proteínas: 3 g Carbohidratos: 26 g

18.Ensalada de garbanzos

Tiempo de preparación: 5 minutos

Tiempo de cocción: 0 minutos

Porciones: 2

Ingredientes:

- 1 taza de garbanzos cocidos
- 16 hojas de lechuga de mantequilla
- 1 taza de calabacín picado
- ½ cebolleta picada
- 1 taza de apio picado
- 1 taza de zanahoria rallada
- 1 cucharada de cilantro picado
- ½ cucharadita de sal
- ½ cucharada de zumo de limón

Direcciones:

1. Coge un bol grande, pon todos los ingredientes en él, remueve hasta que se mezclen y déjalo reposar durante 15 minutos. Divida las hojas de lechuga entre dos porciones, cubra con la ensalada de manera uniforme y luego sirva.

Nutrición: Calorías: 166,6 Grasas: 7,7 g Proteínas: 4,4 g Carbohidratos: 20,8 g

19. Arroz amarillo

Tiempo de preparación: 5 minutos

Tiempo de cocción: 15 minutos

Porciones: 4

Ingredientes:

- 1 taza de arroz de grano largo, enjuagado
- ¼ de cucharadita de comino en polvo
- ¼ de cucharadita de cúrcuma en polvo
- 2 tazas de agua

Direcciones:

1. Tome una sartén mediana, póngala a fuego medio, añada el arroz y luego vierta el agua. Añade la cúrcuma en polvo y el comino en polvo, remueve hasta que se mezclen y luego llévalo a ebullición.
2. A continuación, cubra la cacerola con su tapa, cocine el arroz a fuego lento durante 10 minutos y luego retire la cacerola del fuego. Deje reposar el arroz durante 10 minutos, luego esponje con un tenedor y sirva.

Nutrición: Calorías: 252 Grasas: 6,7 g Proteínas: 3,7 g Carbohidratos: 43 g

20. Tacos de col rizada

Tiempo de preparación: 15 minutos

Tiempo de cocción: 10 minutos

Porciones: 8

Ingredientes:

- 1 taza de frijoles negros cocidos
- 1 taza de col rizada picada
- ½ de un aguacate mediano, en rodajas
- 1 taza de cebolla blanca picada
- 1 taza de tomates picados
- 2 cucharadas de cilantro picado
- ½ cucharadita de ajo picado
- 2/3 cucharadita de sal
- ½ de un limón
- 1 cucharada de agua
- 8 tacos pequeños

Direcciones:

1. Ponga las alubias en un bol mediano, añada la sal, el comino en polvo y, a continuación, machaque con un tenedor hasta que las alubias se hayan roto.
2. Tome una sartén mediana, colóquela a fuego medio, añada agua, agregue la col rizada y el ajo, luego cocine durante 4 minutos o hasta que se ablande, reserve hasta que lo necesite.

3. Caliente los tacos hasta que estén bien calientes, doble cada taco por la mitad, extienda 1 cucharada de la mezcla de frijoles en la mitad del taco y luego cubra con tomates, cebolla, aguacate, col rizada y cilantro.
4. Rociar con zumo de limón, doblar y servir.

Nutrición: Calorías: 109,9 Grasas: 2,9 g Proteínas: 4,9 g Carbohidratos: 17 g

CENA

21.Margherita a la parrilla

Tiempo de preparación: 15 minutos

Tiempo de cocción: 5 minutos

Porciones: 4

Ingredientes:

- 1 taza de harina integral
- 1 taza de yogur de soja
- 1 ½ tazas de rúcula
- ½ taza de tiras de mozzarella sin leche
- ¼ de taza de salsa marinara
- 1 ½ cucharaditas de polvo de hornear
- ½ cucharadita de sal marina
- Pimienta negra, al gusto

Direcciones:

1. Añade la harina, la sal y la levadura en polvo en un bol mediano y mézclalos. Vierte el yogur de soja y bátelo con un tenedor hasta que esté bien mezclado.
2. Esparza un poco de harina sobre la superficie de trabajo y saque la mezcla del bol. Amasa la masa hasta que esté pegajosa pero no lo esté. No debería pegarse a las manos.
3. Divida la masa en 4 partes iguales y forme bolas de aproximadamente 3 onzas cada una. Espolvoree harina

en la superficie de trabajo y forme óvalos finos con la ayuda de un rodillo.

4. Precaliente su parrilla a fuego alto, engrásela y coloque la masa enrollada en la parrilla. Cubra y cocine 1-1,5 minutos por cada lado hasta que las líneas de la parrilla se mantengan.

5. Poner 1 cucharada de salsa marinara sobre las bases de pizza asadas y espolvorear 2 cucharadas (4 onzas) de queso por encima.

6. Tapa el grill y cocina durante 1 minuto para que se derrita el queso. Sácalo y añade la rúcula, la pimienta negra y la sal.

7. Repite los pasos con la parte restante de la masa. Sirve y disfruta de tu Margherita a la parrilla!

Nutrición: Calorías: 242 Carbohidratos: 29,5 g Proteínas: 15,5 g Grasas: 7 g

22.Frittata

Tiempo de preparación: 15 minutos

Tiempo de cocción: 7-14 minutos

Porciones: 8

Ingredientes:

- 2 tazas de aquafaba + 2 tazas de harina de garbanzos (o 12 huevos si comes huevos)
- 3-4 tazas de cualquier verdura y hortalizas
- 1 taza de queso vegano sin leche rallado
- 3 cucharadas de yogur de soja
- ½ cucharadita de sal marina

Direcciones:

1. Precaliente su horno a 425ºF. Bate el aquafaba hasta obtener picos suaves, añade la harina de garbanzos (o simplemente bate los huevos) con el yogur de soja y la sal, remuévelo hasta que esté bien mezclado. Añade la mitad del queso sin leche y mézclalo. Reservar el bol.
2. Poner una sartén de hierro fundido a fuego medio, verter un poco de agua y calentar. Añadir las verduras picadas y cocinar, removiendo de vez en cuando, durante unos minutos hasta que estén tiernas. Añade las verduras y los condimentos, y cocina hasta que se marchiten. Retirar del fuego.

3. Verter la mezcla de aquafaba sobre la mezcla de verduras y remover con una espátula para combinar. Esparcir otra parte de queso vegano por encima.

4. Hornear durante 7-14 minutos hasta que los huevos estén cocidos e hinchados. Retirar del horno. Deja que se enfríe un par de minutos y luego córtalo en porciones. Sirve caliente y disfruta de tu Frittata!

Nutrición: Calorías: 218 Proteínas: 14,6 g Grasas: 12,8 g Hidratos de carbono: 10.5 g

23. Curry de tofu y anacardos

Tiempo de preparación: 15 minutos

Tiempo de cocción: 35 minutos

Porciones: 6

Ingredientes:

- 2 tazas de tofu en cubos
- 1 batata cortada en cubos
- 1/2 cabeza de coliflor, cortada en ramilletes pequeños
- 1 calabacín en rodajas
- 2 zanahorias picadas
- 1 pimiento picado
- 1/4 de taza de anacardos tostados
- 1 3/4 tazas de leche de coco
- 1/2 taza de salsa de tomate
- 1/2 taza de caldo de verduras
- 3 dientes de ajo picados
- 2 cucharadas de curry en polvo
- 1 cucharada de jengibre rallado
- 1/2 cucharadita de comino
- 1/2 cucharadita de cúrcuma
- 1/2 cucharadita de sal marina
- 1/8 de cucharadita de canela molida
- 1 jalapeño picado

Direcciones:

1. Pon tu olla grande a fuego medio-alto. Añade el jengibre, el boniato, el pimiento, las zanahorias, la coliflor, el calabacín, el ajo, el jalapeño y un poco de agua. Saltea durante 10-12 minutos, removiendo de vez en cuando, hasta que las verduras empiecen a ablandarse.

2. Añada la sal, la cúrcuma, la canela, el comino y el curry en polvo y remuévalo. Añade la salsa de tomate, los anacardos, el caldo de verduras y la leche de coco.

3. Añadir suavemente el tofu y remover. Cocer a fuego lento durante 20 minutos hasta que los boniatos estén tiernos. Sirve caliente y disfruta de tu Tofu Cashew Curry!

Nutrición: Calorías: 342 Carbohidratos: 26,2 g Grasa: 20,4 g Proteína: 14 g

24. Pizza de almendras y brócoli

Tiempo de preparación: 15 minutos

Tiempo de cocción: 13 minutos

Raciones: 4-6

Ingredientes:

- 1 lote de masa de pizza integral
- ½ libra de brócoli
- ¼ de taza de almendras laminadas
- 2 tazas de tiras de mozzarella sin leche
- 1/2 taza de queso vegano desmenuzado estilo feta
- 2/3 de taza de salsa marinara o 2/3 de taza de tomates picados sin piel
- 1 cucharadita de aceite de oliva virgen extra

Direcciones:

1. Caliente el horno a 500ºF. Poner la salsa marinara sobre las bases de pizza o cubrir con los tomates picados y los condimentos. Añade quesos tipo mozzarella y feta por encima.
2. Empieza a preparar el brócoli. Vierta un poco de agua en una cacerola grande y hágala hervir. Poner el brócoli en la cacerola, hervir y cocinar en 1 minuto.
3. Sácalos sobre el paño de cocina y sécalos. Mezcle el brócoli con 1 cucharadita de aceite de oliva para cubrirlo.

4. Esparcir el brócoli con almendras por encima de la pizza. Hornea en 12 minutos hasta que la corteza y el queso estén dorados. Sirve caliente y disfruta de tu pizza de brócoli y almendras.

Nutrición: Calorías: 279 Carbohidratos: 35,6 g Proteínas: 13,5 g Grasas: 10,5 g

25. Ziti al horno vegetariano

Tiempo de preparación: 15 minutos

Tiempo de cocción: 1 hora y 20 minutos

Porciones: 5

Ingredientes:

Lentejas:

- 1 ¼ tazas de lentejas marrones enjuagadas
- 1 cebolla roja picada
- 2 dientes de ajo picados
- 1 cucharada de aceite de oliva virgen extra
- ¼ de cucharadita de sal marina
- 3 tazas de agua

Queso de anacardo:

- 1 taza de anacardos crudos (remojados en agua, 3-24 horas)
- 1-2 cucharadas de vinagre de sidra de manzana
- 2-4 cucharadas de agua
- 1/2 cucharadita de sal
- adiciones opcionales: pimentón ahumado, levadura nutricional, hierbas frescas o secas, ajo granulado

Pasta y otros:

- 12 onzas de ziti integral
- 23 ½ onzas de salsa marinara

- Sal marina, al gusto
- Pimienta negra, al gusto
- Una pizca de pimienta roja

Direcciones:

1. Para las lentejas, poner una cacerola grande a fuego medio, verter aceite y calentar. Añadir la cebolla con sal y cocinar, removiendo rápidamente, durante 4-5 minutos.

2. Poner los dientes de ajo y cocerlos durante 30-40 segundos hasta que huelan a fragancia. Añade las lentejas con el agua y remueve para mezclarlas.

3. Hervir a fuego alto, luego ajustar el fuego a medio-bajo y cocer a fuego lento durante 30-40 minutos. Escúrralos y déjelos en la olla. Reservar.

4. Para el queso de anacardo, ponga los anacardos remojados en un procesador de alimentos con vinagre y sal, y pulse repetidamente. Añada una cucharada de agua cada vez para obtener la consistencia deseada y mezcle. Pruebe y siéntase libre de añadir cualquier adición opcional.

5. Precaliente su horno a 350ºF. Mientras tanto, pon una olla grande con agua salada a fuego alto y llévala a ebullición. Agrega la pasta en el agua caliente y cocínala según las instrucciones del paquete. Escurra y deje la pasta cocida en la olla.

6. Pasar las lentejas cocidas a la pasta. Poner la mitad del queso de anacardo, sazonar con sal, pimienta negra y roja. Revuelva para combinar.

7. Untar una taza de salsa marinara en una fuente de horno. Añadir la mezcla de pasta y lentejas y extenderla con una espátula.

8. Vierta la parte restante de la salsa y extiéndala suavemente sobre la pasta. Espolvorear el queso restante y extenderlo. Cubrir la bandeja del horno con un trozo de papel de aluminio; evitar que toque el queso.

9. Hornear durante 30 minutos. Saque la cubierta de papel de aluminio, aumente el calor a 450ºF y continúe horneando de 3 a 9 minutos hasta que el queso esté dorado. Deje que se enfríe antes de servir durante 10 minutos. Servir.

Nutrición: Calorías: 465 Carbohidratos: 61,3 g Proteínas: 23,6 g Grasas: 14,8 g

26.Guiso marroquí vegano

Tiempo de preparación: 15 minutos

Tiempo de cocción: 21 minutos

Porciones: 4

Ingredientes:

- 4 tazas de calabaza en cubos
- 1 taza de garbanzos cocidos
- 1 taza de lentejas verdes
- 1 taza de tomates picados
- 1 cebolla blanca picada
- 6 dientes de ajo picados
- 2 1/2 tazas de caldo de verduras
- Zumo de 1/2 limón
- 1/3 de taza de cilantro picado
- 2 cucharaditas de comino
- 1 cucharadita de cúrcuma molida
- 1 cucharadita de canela
- 1/4 de cucharadita de cayena en polvo

Direcciones:

1. Calentar un poco de aceite en una olla grande a fuego medio. Añada el ajo y la cebolla, y cocine hasta que se ablanden. Añada la cayena, la canela, la cúrcuma y el comino y cocine durante 30-60 segundos hasta que se sienta el aroma.

2. Añadir la calabaza, los garbanzos, las lentejas, el caldo, los tomates, la pimienta y la sal. Llevar a ebullición, bajar el fuego, tapar y cocer a fuego lento durante 20 minutos hasta que las verduras estén completamente cocidas.

3. Añada el zumo de limón. Pruebe y añada más condimentos si lo desea. Servir caliente y disfrutar.

Nutrición: Calorías: 431 Proteínas: 27,4 g Grasas: 6 g Carbohidratos: 78 g

27.Quiche de brócoli y queso

Tiempo de preparación: 15 minutos

Tiempo de cocción: 44 minutos

Porciones: 6

Ingredientes:

Queso vegano:

- 3 dientes de ajo picados
- 2 latas de leche de coco sin azúcar
- 1/4 de taza de harina de trigo integral
- 1/2 taza de levadura nutricional
- 2 cucharadas de zumo de limón
- 2 cucharadas de miso amarillo
- 1/2 cucharadita de mostaza en polvo
- 1/2 cucharadita de sal

Quiche:

- 1 taza de aquafaba
- 3 tazas de ramilletes de brócoli picados
- 3/4 de cucharadita de sal marina
- 1/8 cucharadita de pimienta negra
- Una pizca de nuez moscada

Direcciones:

1. Poner el ajo en una cacerola y saltear durante 1 minuto hasta que esté fragante. Añada la harina y bata durante

30 segundos, hasta que se dore ligeramente. Añada la levadura nutricional y bata.

2. Verter la leche de coco, batiendo rápidamente. Añada la mostaza en polvo, el zumo de limón, el miso y la sal. Llevar a ebullición y luego cocinar a fuego lento. Añadir un poco de agua para diluir la salsa.

3. Precaliente su horno a 350ºF. Engrasa una fuente de horno con un poco de aceite. Ponga los ramilletes de brócoli picados con 1 cucharada de agua en un recipiente y cueza al vapor en un microondas durante 2-3 minutos.

4. Batir el aquafaba en un bol grande, añadir el queso vegano preparado, la nuez moscada, la sal y la pimienta negra. Remuévelo hasta que esté bien mezclado. Añade el brócoli al vapor y remueve para cubrirlo.

5. Transfiera esta mezcla a la fuente y hornee durante 25-40 minutos hasta que el centro esté cuajado. Sirve y disfruta.

Nutrición: Calorías: 174 Proteínas: 12,5 g Grasas: 12 g Carbohidratos: 5 g

28.Migas

Tiempo de preparación: 15 minutos

Tiempo de cocción: 20 minutos

Porciones: 4

Ingredientes:

- 2 tazas de tofu desmenuzado
- 2 tortillas de maíz
- ½ tomate en rama cortado en dados
- 1/3 de taza de cebolla picada
- 3 cucharadas de cilantro picado
- 1 jalapeño picado
- 2 cucharaditas de aceite de oliva virgen extra
- ½ cucharadita de sal marina
- Pimienta negra, al gusto
- Queso fresco vegano
- 1 taza de almendras crudas (remojadas durante 1 hora)
- 1 cucharada de zumo de limón
- 2 cucharaditas de levadura nutricional
- 1 cucharadita de polvo de agar
- 1/2 taza de agua
- 3/4 de cucharadita de sal marina

Para servir:

- 4 tortillas de maíz
- 4 onzas de aguacate en rodajas
- Salsa picante, para servir

Direcciones:

1. Poner las almendras remojadas en un procesador de alimentos con el zumo de limón, la levadura nutricional, la sal y el agua, y pulsar repetidamente.

2. Añadir el polvo de agar al procesador y pulsar varias veces. Páselo a un cazo pequeño. Cueza durante 4-5 minutos, removiendo constantemente.

3. Poner 6 tortillas sobre la llama del quemador a fuego medio en 30 segundos por un lado, hasta que estén ligeramente carbonizadas.

4. Poner 4 tortillas en el plato y cubrirlas con un par de trozos de papel de cocina para mantenerlas calientes para servir. Corta las otras 2 tortillas en tiras de ½ pulgada de grosor.

5. Pon tu sartén antiadherente a fuego medio, vierte 1 cucharadita de aceite de oliva y caliéntalo. Ponga 2 tortillas picadas y cocínelas, removiendo, durante 4 minutos hasta que estén crujientes. Pásalas a un plato y resérvalas.

6. Vierta agua en la sartén. Añade el tomate cortado en dados, la cebolla, el cilantro, el jalapeño, la sal y la pimienta, y cocina, removiendo a menudo, durante 4 minutos hasta que estén tiernos.

7. Añadir el tofu desmenuzado, sal, pimienta y remover. Cocine durante otros 3-4 minutos para hacer el revuelto. Añade las tiras de tortilla. Cocinar 1 minuto más.

8. Retirar del fuego, repartir el queso fresco vegano preparado, el aguacate y la salsa picante por encima. Sirve caliente.

Nutrición: Calorías: 326 Carbohidratos: 22,5 g Grasa: 19 g Proteína: 17 g

29.Tacos de frijoles vegetarianos

Tiempo de preparación: 15 minutos

Tiempo de cocción: 15 minutos

Porciones: 4

Ingredientes:

Para los frijoles:

- 2 tazas de frijoles negros cocidos
- ½ cebolla amarilla picada
- 1 diente de ajo picado
- 1/8 de cucharadita de cayena en polvo
- ¼ de cucharadita de pimentón ahumado
- ½ cucharadita de comino
- 1 cucharada de pasta de tomate
- 1 cucharada de agua
- 1 cucharada de aceite de oliva
- ½ cucharadita de sal marina
- Pimienta negra, al gusto

Para los tacos:

- 8 tacos de maíz
- 1 taza de lechuga romana rallada
- 1 aguacate Hass pequeño
- ½ taza de queso cheddar rallado
- 1 tomate ciruela cortado en dados
- Zumo de media lima

- Una pizca de sal marina
- Pimienta negra, al gusto

Direcciones:

1. Precaliente el horno según las instrucciones del paquete de tacos. Extiende 8 tacos en una bandeja para hornear en una sola capa. Hornea durante unos 6-7 minutos.

2. Mientras tanto, ponga una sartén grande a fuego medio. Vierta aceite de oliva para cubrir el fondo de la sartén, añada la cebolla cortada en dados y saltee durante 2-3 minutos hasta que esté transparente.

3. Añade el ajo picado y saltéalo durante 30 segundos. Ponga los frijoles, la pasta de tomate, el agua y las especias en la sartén y revuelva para combinarlos. Cocine durante 3 minutos más. Aparte.

4. Poner el aguacate pelado en un bol pequeño y machacarlo con un tenedor hasta que tenga una consistencia suave. A continuación, añada el zumo de lima, la pimienta y la sal.

5. Coloca las conchas para tacos horneadas en una superficie plana. Al principio, añada en cada concha 1/8 de la mezcla de frijoles, luego extienda sobre el queso y el puré de aguacate. Cubre con tomates y lechuga. Sirve caliente.

Nutrición: Calorías: 367 Carbohidratos: 42 g Grasa: 15,4 g Proteína: 13 g

30.Hamburguesas de judías negras

Tiempo de preparación: 10 minutos

Tiempo de cocción: 15 minutos

Porciones: 6

Ingredientes:

- 1 cebolla, cortada en dados
- ½ taza de trocitos de maíz
- 2 dientes de ajo picados
- ½ cucharadita de orégano seco
- ½ taza de harina
- 1 chile jalapeño pequeño
- 2 tazas de frijoles negros, triturados y enlatados
- ¼ de taza de pan rallado (vegano)
- 2 cucharaditas de perejil picado
- ¼ de cucharadita de comino
- 1 cucharada de aceite de oliva
- 2 cucharaditas de chile en polvo
- ½ pimiento rojo, cortado en dados
- sal marina al gusto

Direcciones:

1. Coloca la harina en un plato y luego saca el ajo, la cebolla, los pimientos y el orégano, echándolo en una sartén.
2. Cocinar a fuego medio-alto, y luego cocinar hasta que las cebollas estén translúcidas. Coloque los pimientos y

saltéelos hasta que estén tiernos. Cocine durante dos minutos, y luego déjelo a un lado.

3. Utiliza un machacador de papas para triturar los frijoles negros, luego agrega las verduras, el comino, el pan rallado, el perejil, la sal y el chile en polvo, y luego divídelo en seis hamburguesas.

4. Rebozar cada lado, y luego cocinar hasta que esté frito en cada lado.

Nutrición: Calorías: 357 Proteínas: 17,93 g Grasas: 5,14 g Carbohidratos: 61.64 g

SNACKS

31.Pan de plátano

Tiempo de preparación: 1 hora y 5 minutos

Tiempo de cocción: 10 minutos

Porciones: 12

Ingredientes:

- 3 plátanos, maduros
- 1/3 de taza de compota de manzana, sin azúcar
- ¼ de taza de leche de almendras
- 1 cucharadita de extracto de vainilla
- 1¾ de taza de harina de trigo integral
- 1/3 de taza de azúcar de coco
- 2 cucharaditas de polvo de hornear
- ½ cucharadita de bicarbonato de sodio
- 1/3 de taza de nueces picadas
- ¼ de cucharadita de sal

Direcciones:

1. Precaliente el horno a 350°F. Prepara un molde para pan de 9 pulgadas forrado con papel pergamino. Tritura los plátanos en un bol mediano hasta que estén suaves. Agregue el puré de manzana, la vainilla y la leche de almendras y mezcle bien.
2. Añadir todos los demás ingredientes. Remover, pero no procesar en exceso. Verter la masa en el molde para

pan. Utilizar una espátula para alisar la parte superior. Hornear de 50 a 55 minutos. Servir.

Nutrición: Calorías 120 Grasas 0,5 g Proteínas 2,5 g Carbohidratos 27 g

32.Patatas fritas con sal y vinagre

Tiempo de preparación: 12 horas y 10 minutos

Tiempo de cocción: 10 minutos

Porciones: 8

Ingredientes:

- 1 calabacín
- 2 cucharaditas de aceite de oliva virgen extra
- 2 cucharadas de vinagre de sidra de manzana
- Sal del Himalaya al gusto

Direcciones:

1. Precaliente el horno a 110°F. Utilice un cuchillo para cortar los calabacines muy finos. Poner el horno a 1/8. Añada el calabacín a un bol y mezcle todos los demás ingredientes.
2. Vierta los calabacines en placas forradas de teflón. Hornear y deshidratar durante 12 horas hasta que estén crujientes.

Nutrición: Calorías 13 Grasas 1 g Proteínas 0,5 g Carbohidratos 0 g

33. Dip de judías negras

Tiempo de preparación: 15 minutos

Tiempo de cocción: 5 minutos

Porciones: 6

Ingredientes:

- 15 onzas (1 lata) de frijoles negros, escurridos y enjuagados
- 2 cucharadas de cebolla roja picada
- 1 tomate pequeño, picado
- 2 cucharaditas de ajo picado
- ½ cucharadita de comino
- ½ lima, exprimida
- Sal del Himalaya al gusto

Direcciones:

1. Añadir todos los ingredientes a un procesador de alimentos y pulsar hasta que se combinen. Servir caliente o templado. Esta receta también es un gran aderezo para las ensaladas.

Nutrición: Calorías 70 Grasas 0,5 g Proteínas 5 g Carbohidratos 13 g

34.Pan de molde fácil

Tiempo de preparación: 15 minutos

Tiempo de cocción: 10 minutos

Porciones: 4

Ingredientes:

- 1 taza de harina de uso general
- 1 cucharadita de polvo de hornear
- 2 cucharadas de aceite de oliva
- ½ cucharadita de sal
- 1/3 de taza de agua caliente
- ½ cucharadita de romero
- ½ cucharadita de hierbas aromáticas

Direcciones:

1. Mezclar la harina, la levadura en polvo y la sal en un bol. Añada el aceite de oliva y el agua. Remover hasta que se combinen, pero no procesar en exceso.
2. Engrasar una sartén con aceite de oliva y calentarla a fuego medio. Formar la masa en 4 hamburguesas. Deja caer la masa en la sartén. Cocinar cada lado durante 5 minutos.
3. Espolvorear las hierbas en cada lado mientras se cocina. Servir inmediatamente o calentar en el microondas cuando se vaya a consumir.

Nutrición: Calorías 165 Grasas 8 g Proteínas 4 g Carbohidratos 23 g

35.Patatas fritas al horno

Tiempo de preparación: 15 minutos

Tiempo de cocción: 30 minutos

Porciones: 1

Ingredientes:

- 2 ½ libras de patatas para hornear
- 1 cucharadita de aceite vegetal
- 1 cucharada de azúcar blanco
- 1 cucharadita de sal
- 1 pizca de pimienta de cayena molida

Direcciones:

1. Comience por precalentar el horno ajustando la temperatura a 450 grados Fahrenheit. Tome una bandeja para hornear y fórrela con un papel de aluminio. Rocíe la hoja con una cantidad generosa de spray para cocinar.
2. Frote bien para limpiar las patatas. Cortar cada patata en tiras de medio centímetro de grosor.
3. En un cuenco grande, eche las tiras de patata. Añade el aceite vegetal, la sal, la pimienta de cayena y el azúcar.
4. Colocar las patatas fritas recubiertas en la bandeja de horno forrada con spray de cocina. Coloque la bandeja en el horno precalentado y hornee durante unos 30 minutos. Pasar a una fuente de servir y servir enseguida.

Nutrición: Calorías: 263 Carbohidratos: 35g Grasas: 12g
Proteínas: 4g

36.Setas con hierbas y vino blanco

Tiempo de preparación: 10 minutos

Tiempo de cocción: 15 minutos

Porciones: 1

Ingredientes

- 1 cucharada de aceite de oliva
- 1 ½ libra de champiñones frescos
- 1 cucharadita de condimento italiano
- ¼ de taza de vino blanco seco
- 2 dientes de ajo (picados)
- Sal, según el gusto
- Pimienta, al gusto
- 2 cucharadas de cebollino fresco (picado)

Direcciones:

1. Comience por calentar el aceite de oliva colocando la sartén antiadherente a fuego medio-alto. Una vez que el aceite esté caliente, eche los champiñones. Espolvoree el condimento italiano y saltee durante unos 10 minutos. Sigue removiendo.
2. Vierta el vino blanco seco y añada el ajo. Continuar la cocción durante unos 3-4 minutos. Sazone con pimienta y sal. Espolvoree el cebollino y cocine durante un minuto. Pasar a una fuente y servir caliente.

Nutrición: Calorías: 522 Carbohidratos: 27g Grasas: 16g Proteínas: 55g

37.Calabacines rellenos de champiñones y garbanzos

Tiempo de preparación: 30 minutos

Tiempo de cocción: 30 minutos

Porciones: 1

Ingredientes:

- 4 calabacines (cortados por la mitad)
- 1 cucharada de aceite de oliva
- 1 cebolla (picada)
- 2 dientes de ajo (machacados)
- ½ paquete de champiñones, cortados en rodajas (8 onzas)
- 1 cucharadita de cilantro molido
- 1 ½ cucharadita de comino molido
- 1 lata de garbanzos (15,5 onzas)
- ½ limón (exprimido)
- 2 cucharadas de perejil fresco (picado)
- sal marina, al gusto
- pimienta negra molida, al gusto

Direcciones:

1. Comience por precalentar el horno ajustando la temperatura a 350 grados Fahrenheit. Tome una fuente de horno antiadherente poco profunda y engrásela generosamente.

2. Utilice una cuchara para sacar la pulpa del centro de las mitades de calabacín. Coloque las mitades de calabacín en la bandeja de hornear engrasada.

3. Mientras tanto, coge una sartén grande antiadherente y ponla a fuego medio. Añada las cebollas y saltéelas durante unos 5 minutos. Añade el ajo y saltea durante 2 minutos más.

4. Ahora añada los champiñones y el calabacín. Sigue removiendo y cocina durante unos 5 minutos.

5. Añadir los garbanzos, el comino, el cilantro, el perejil, el zumo de limón, la pimienta y la sal. Mezclar bien para combinar.

6. Coloca las cáscaras de calabacín en la bandeja del horno y rellénalas con la mezcla de garbanzos. Introduce la bandeja en el horno y hornea durante unos 40 minutos.

7. Una vez hecho, sacar del horno y pasar a una fuente de servir. Sírvelo caliente.

Nutrición: Calorías: 149 Carbohidratos: 10g Grasas: 10g Proteínas: 8g

38.Mezcla de verduras

Tiempo de preparación: 20 minutos

Tiempo de cocción: 15 minutos

Porciones: 1

Ingredientes:

- 1 tomate (cortado en dados)
- 1 pizca de condimento de ajo y pimienta
- 2 Champiñones frescos (en rodajas)
- 2 calabazas amarillas (cortadas en cubos)
- Spray de cocina
- 2 calabacines (cortados en cubos)

Direcciones:

1. Empieza por coger una sartén grande y engrasarla con el spray de cocina. Coloca la sartén a fuego medio y añade los tomates.
2. Deje que los tomates se cocinen durante unos 5 minutos. Añade el condimento de ajo y pimienta. Añade los champiñones, el calabacín y la calabaza. Deja que se cocinen a fuego medio durante unos 15 minutos. Servir.

Nutrición: Calorías: 49 Carbohidratos: 1g Grasa: 5g Proteína: 0g

39.Alubias blancas con berza

Tiempo de preparación: 15 minutos

Tiempo de cocción: 40 minutos

Porciones: 1

Ingredientes

- 2 cucharadas de agua
- 1 ¼ taza de cebolla (picada)
- 3 cucharadas de ajo (picado)
- 1 pastilla de caldo vegetariano (con sabor a carne)
- 7 onzas de berza (picada)
- 14 ½ oz Tomates cortados en cubos, sin sal añadida (1 lata)
- 1 ¼ taza de agua
- Sal, según el gusto
- Pimienta negra (recién molida), al gusto
- 14 ½ onzas de alubias rojas (1 lata)
- 1 cucharadita de azúcar blanco

Direcciones:

1. Empieza poniendo una sartén grande antiadherente a fuego medio. Vierta 2 cucharadas de agua. Deje que se caliente.
2. Incorporar el ajo y la cebolla y cocinar durante unos 10 minutos. Añada más agua si es necesario para evitar que se queme. Añada el caldo vegetariano a la sartén. Siga removiendo.

3. Añade la berza y los tomates a la mezcla de cebolla. Añade también 1 ¼ tazas de agua.

4. Condimentar la mezcla con pimienta y sal. Cubra con una tapa y cocine durante unos 20 minutos. Asegúrese de que todas las verduras estén tiernas.

5. Ahora añada el azúcar y las judías y cocine durante unos 10 minutos. Servir.

Nutrición: Calorías: 251 Carbohidratos: 39g Grasas: 3g Proteínas: 19g

40. Tostada de judías blancas y aguacate

Tiempo de preparación: 5 minutos

Tiempo de cocción: 1 minuto

Porciones: 1

Ingredientes:

- 1 rebanada de pan integral
- ¼ Aguacate
- ½ taza de judías blancas enlatadas, enjuagadas y escurridas
- Sal Kosher, al gusto
- Pimienta molida, al gusto
- Pimiento rojo triturado

Direcciones:

1. Empieza por coger una tostadora y colocar el pan integral en ella para que se tueste. Una vez hecho, retíralo y resérvalo. Coge un bol pequeño y tritura el aguacate.
2. Coge las judías blancas de lata y enjuágalas y escúrrelas bien. Coloca el pan tostado en un plato y cúbrelo con el puré de aguacate.
3. Coloque también las alubias blancas por encima. Condimentar con pimienta, sal y pimienta roja. Servir.

Nutrición: Calorías: 307 Carbohidratos: 37g Grasas: 6g Proteínas: 14g

41.Tarta de queso con mango sin hornear

Tiempo de preparación: 9 horas

Tiempo de cocción: 0 minutos

Porciones: 8

Ingredientes:

Para la base:

- 2 tazas de nueces
- 1 cucharada de aceite de coco
- 3 cucharadas de coco rallado
- 3 cucharadas de néctar de coco
- 1/8 de cucharada de sal

Para rellenar:

- 2 tazas de nueces de Brasil
- 1 taza de calabacín picado
- 1/4 de taza de aceite de coco derretido
- 1/2 taza de néctar de coco ecológico
- 1/2 cucharada de vainilla en polvo
- 1/8 de cucharada de sal

Opcional:

- 2-3 cucharadas de agua

Para la cobertura:

- 2 tazas de trozos de mango dulce

Direcciones:

1. Coloque una cuchilla en forma de S en su procesador de alimentos. Añada las nueces y procéselas hasta obtener una harina fina. Añade el resto de los ingredientes de la base y procesa hasta obtener una masa flexible y ligeramente húmeda.
2. Forrar un molde con papel pergamino y añadir la harina de nueces. Coloca el molde en el congelador y congela durante unos 30 minutos.
3. Mientras tanto, procese las nueces en su procesador de alimentos a alta velocidad hasta obtener una harina fina. Añada todos los demás ingredientes del relleno y procéselos hasta obtener una consistencia cremosa.
4. Poner el relleno en el molde y congelar durante aproximadamente 1 hora para que la capa superior se extienda uniformemente. Procesar los trozos de mango hasta obtener una consistencia suave.
5. Vierta el puré de mango sobre el relleno. Ahora congela la tarta de queso durante unas 8 horas o toda la noche. Sirve y disfruta.

Nutrición: Calorías: 529 Grasas: 45g Carbohidratos: 41g Proteínas: 41g

42.Budín de calabaza

Tiempo de preparación: 5 minutos

Tiempo de cocción: 0 minutos

Porciones: 1

Ingredientes:

- 1/2 taza de agua
- 2 tazas de calabaza
- 7 dátiles sin hueso
- 2 cucharadas de aceite de coco virgen
- 2 cucharadas de mantequilla de cacahuete
- 1 cubito de jengibre
- 1/2 vaina de vainilla raspada
- 1 y 1/2 cucharada de clavo de olor

Direcciones:

1. Vierta el agua en un procesador de alimentos y luego todos los demás ingredientes. Procesar hasta obtener una textura cremosa. Servir y disfrutar.

Nutrición: Calorías: 703 Grasas: 47g Carbohidratos: 71g Proteínas: 11g

43. Arroz negro con leche

Tiempo de preparación: 5 minutos

Tiempo de cocción: 1 hora

Raciones: 2

Ingredientes:

- 3/4 de taza de arroz negro
- 1 lata de leche de coco, entera
- 2 tazas de agua
- 1 cucharada de polvo/extracto de vainilla
- 1/3 de taza de leche de coco condensada
- 2 cucharadas de clavo de olor
- 1/4 de cucharada de sal

Direcciones:

1. Aclarar el arroz negro varias veces con agua para eliminar cualquier resto. Remojar el arroz en agua, lo suficiente para cubrir el arroz, durante la noche.
2. Escurrir el agua de la noche a la mañana y verter 2 tazas de agua en una cacerola. Añade el arroz y llévalo a ebullición, luego tápalo a fuego lento.
3. Cocer a fuego lento durante aproximadamente 1 hora comprobando los niveles de agua y si es necesario añadir 1/4 de taza de agua. Después de 30-40 minutos de cocción, añadir el resto de los ingredientes.
4. Dejar cocer a fuego lento hasta que la mayor parte de la leche de coco se haya evaporado. Cuando haya pasado

1 hora, la textura del arroz con leche será suave. Servir y disfrutar.

Nutrición: Calorías: 344 Grasas: 10g Carbohidratos: 56g Proteínas: 6g

44. Pudín de quinoa

Tiempo de preparación: 20 minutos

Tiempo de cocción: 30 minutos

Porciones: 4

Ingredientes:

- 4 tazas de leche de coco
- 1 taza de quinoa
- 1/3 de taza de néctar de coco
- 1 cucharada de clavo de olor
- 1 cucharada de extracto/polvo de vainilla

Direcciones:

1. Remojar la quinoa en agua, tibia, durante unos 20 minutos y luego escurrirla y enjuagarla. Combinar todos los ingredientes en una cacerola, a fuego medio, y llevar a ebullición.
2. Ahora revuelve y cuece a fuego lento durante unos 30 minutos. A los 20-25 minutos, la quinoa absorberá la leche y empezará a hincharse convirtiéndose en una textura de gachas espesas. Servir inmediatamente.

Nutrición: Calorías: 676 Grasa: 51gCarbohidratos 52gProteína: 11g

45.Crema de fresa y compota de manzana

Tiempo de preparación: 10 minutos

Tiempo de cocción: 8 horas

Porciones: 4

Ingredientes:

- 3 tazas de compota de manzana casera
- 1 taza de fresas congeladas
- 1/4 de taza de gel de musgo marino
- 3 cucharadas de néctar de agave
- 3 cucharadas de leche casera de cáñamo y musgo marino
- 1/2 lima pequeña exprimida

Direcciones:

1. Ponga todos los ingredientes en una batidora y bátalos hasta que estén suaves y espesos. Ajuste el sabor a su gusto. Añadir y alisar uniformemente en un recipiente de cristal.
2. Servir blando o congelar tapado durante unas 2-4 horas para que se endurezca. Ahora descongele durante unos 2-5 minutos y sirva. Que lo disfrutes!

Nutrición: Calorías: 196 Grasas: 1g Carbohidratos: 49g Proteínas 2g

46. Helado de mango vegano con nueces de Brasil

Tiempo de preparación: 5 minutos

Tiempo de cocción: 20 minutos

Porciones: 1

Ingredientes:

- 4 mangos maduros pelados y picados
- 3/4 de taza de leche de coco
- 3-4 cucharadas de nueces de Brasil trituradas

Direcciones:

1. Licuar los mangos hasta que estén suaves y verter el puré en el bol de la heladora. Procesa la leche en la batidora unas cuantas veces y viértela en el bol con los mangos.
2. Encender la heladora durante unos 10 minutos hasta que espese un poco. Añadir unas cuantas nueces de Brasil y reservar unas cuantas para decorar.
3. Coloque el helado en un recipiente para helados y congele durante unas horas para que se solidifique. Cubra con las nueces de Brasil reservadas y sirva.

Nutrición: Calorías: 1413 Grasas: 66,4g Carbohidratos: 214,4g Proteínas: 22,7g

47.Mermelada de moras

Tiempo de preparación: 5 minutos

Tiempo de cocción: 12 minutos

Porciones: 32

Ingredientes:

- 3 paquetes de 6 onzas de bayas frescas, enjuagadas
- 3 cucharadas de néctar de agave
- 1 cucharada de zumo de lima exprimido
- 1/4 de taza + 2 cucharadas de gel de musgo marino

Direcciones:

1. Poner las bayas en una olla, a fuego medio-alto, removiendo hasta que empiecen a soltar líquido y hasta que empiecen a deshacerse.
2. Incorporar todos los demás ingredientes durante unos 1-2 minutos a fuego medio-bajo hasta que empiece a espesar. Retirar y enfriar durante unos 15 minutos. Servir con tortitas, gofres o tostadas.

Nutrición: Calorías 6 Grasas: 1g Carbohidratos: 2g Proteínas 1g

48.Barras de moras

Tiempo de preparación: 50 minutos

Tiempo de cocción: 20 minutos

Porciones: 4

Ingredientes:

- 3 plátanos burro o 4 plátanos baby
- 1 taza de harina de espelta
- 2 tazas de copos de quinoa
- 1/4 de taza de sirope de agave
- 1/4 de cucharadita de sal marina pura
- 1/2 taza de aceite de semilla de uva
- 1 taza de mermelada de mora preparada

Direcciones:

1. Precaliente su horno a 350 grados Fahrenheit. Pele sus plátanos y luego hágalos puré con un tenedor en un tazón grande. Combine el jarabe de agave y el aceite de semilla de uva con el puré y mezcle bien.
2. Añadir la harina de espelta y los copos de quinoa. Amasar la masa hasta que se vuelva pegajosa a los dedos.
3. Cubra un molde para hornear de 9x9 pulgadas con papel pergamino.
4. Toma 2/3 de la masa y alísala con los dedos sobre el molde de pergamino. Extiende la mermelada de moras sobre la masa.

5. Desmenuzar el resto de la masa y espolvorear por encima. Hornear durante 20 minutos. Retirar del horno y dejar enfriar de 10 a 15 minutos. Corta en trozos pequeños. Sirve y disfruta de tus Barras de Moras!

Nutrición: Calorías: 6798 Proteínas: 22,57 g Grasas: 15,01 g Carbohidratos: 120,12 g

49.Tarta de plátano

Tiempo de preparación: 30 minutos

Tiempo de cocción: 4 horas

Raciones: 2

Ingredientes:

- Aceite de uva para recubrir el interior de la olla
- 1 taza de harina de espelta
- 1/2 cucharadita de sal marina
- 1/4 de taza de agave
- 1 plátano sobremaduro, triturado
- 1/2 taza de agua de manantial

Direcciones:

1. Cubrir el interior de la olla con aceite de semillas de uva y forrarla con papel pergamino. En un bol, combina todos los ingredientes hasta que estén bien combinados. Vierta la mezcla en la olla instantánea.
2. Cierre la tapa pero no coloque la ventilación en la posición de sellado. Pulse el botón de cocción lenta y ajuste el tiempo de cocción a 4 horas.

Nutrición: Calorías: 367 Proteínas: 13,4g Carbohidratos: 77,2g Grasas: 3,5g

50.Plátano endulzado

Tiempo de preparación: 45 minutos

Tiempo de cocción: 4 horas

Porciones: 3

Ingredientes:

- 1 plátano mediano maduro, cortado en rodajas
- 1/4 de taza de sirope de agave

Direcciones:

1. Coloque todos los ingredientes en la olla instantánea. Cierra la tapa y no pongas el respiradero en la posición de Sellado. Pulsa el botón Slow Cook y ajusta el tiempo de cocción a 4 horas.

Nutrición: Calorías: 67 Proteínas: 0,1g Carbohidratos: 16,8g Grasas: 0,1g

CONCLUSIÓN

La dieta vegetal se basa en las plantas y no en los alimentos de origen animal. Es esencialmente vegetariana, pero el término se utiliza a veces para describir una dieta que también excluye ciertos productos animales. "En realidad se trata de comer muchas plantas y luego elegir fuentes saludables de proteínas como las alubias, las lentejas y la quinoa.

Comer más alimentos vegetales está relacionado con la duración de la vida y la disminución del riesgo de la mayoría de las infecciones incesantes, incluyendo la enfermedad coronaria y la diabetes tipo 2. Los alimentos vegetales (por ejemplo, granos enteros, frijoles, productos orgánicos, verduras, frutos secos y semillas) son abundantes en suplementos y mezclas que favorecen el bienestar, como nutrientes, minerales, fibra y fitoquímicos. Además, las plantas pueden ser una fuente decente de proteínas.

Una dieta basada en plantas proporciona el ahorro de dinero adecuado, a pesar de que usted come en la temporada cuando hay una abundancia de la misma y comer otros productos vegetales. Mira una parte de estas ventajas médicas de alimentarse con plantas y comer más elementos vegetales ricos en nutrientes. Al completar tu plato con las cosas buenas, hay menos espacio para los alimentos animales ácidos que te dejan estancado y cansado.

En caso de que usted está gastando un alimento entero, dieta basada en plantas (en particular uno que es baja en grasa y azúcares procesados o preparados), probablemente va a encontrar un mejor control de peso. La alimentación con alto contenido en alimentos enteros crudos y limpios puede mejorar sus probabilidades de ponerse en forma considerablemente de forma progresiva, aunque los alimentos cocinados pueden ayudar a complementar la ingestión. La reducción de peso (si eso es lo que necesita el bienestar perspicaz) normalmente puede ocurrir cuando usted gasta fibra, vitaminas y minerales más que las grasas y proteínas animales. Muchas personas se deshacen de dos kilos sin pasar hambre ni sentirse negados en unos pocos días de dieta basada en plantas

Algunas investigaciones recomiendan que los productos ecológicos pueden ayudar a ralentizar o las dietas ricas en verduras y evitar el descenso psicológico y la enfermedad de Alzheimer en los adultos más experimentados.

CPSIA information can be obtained
at www.ICGtesting.com
Printed in the USA
BVHW041448250621
610376BV00009B/2217